Folco.

DESCRIPTION

DE LA

NOUVELLE DÉCOUVERTE

DE LA GUÉRISON DE LA GOUTTE

ET

DES DOULEURS RHUMATISMALES,

AVEC L'INDICATION DES DIVERS REMÈDES POUR Y PARVENIR.

Par DOMINIQUE FOLCO,

Ancien écuyer des écuries de S. M. la Reine de Piémont.

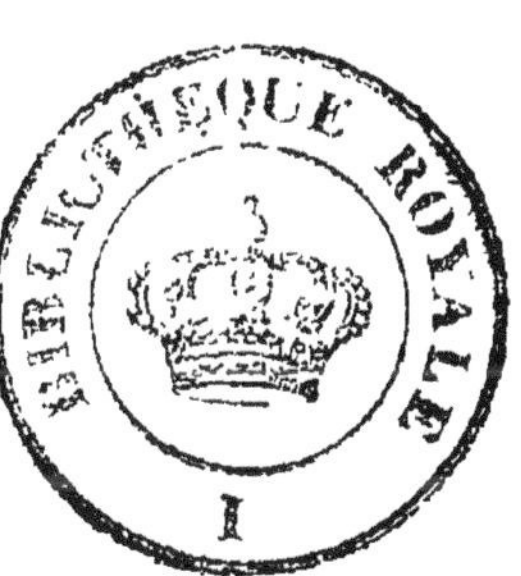

PRIX : 5 francs.

MARSEILLE,

CHEZ L'AUTEUR.

1842.

INTRODUCTION.

Comme la santé est le plus précieux des dons que l'homme ait reçus de Dieu et qui mérite le mieux qu'on la soigne, puisque les richesses, les honneurs, les plaisirs, la science et la sagesse même, lui cèdent le pas; sans elle la vie n'a point de goût et tout serait amertume. On a beau avoir de la fortune, infiniment d'esprit et des talents, si la santé vous quitte, on souhaite la mort cent fois le jour, par suite des souffrances et des ennuis qu'on éprouve dans les traitements à suivre; et rien n'est insuportable que de trainer une vie languissante et sujette à de longues douleurs, occasionnées par la Goutte ou soit par des Rhumatismes. Au contraire avec la santé, toutes les vicissitudes de notre pénible existence sont légères; tant il est vrai qu'il n'y a rien d'excellent que de jouir d'une bonne santé. Si la médecine procure le bonheur aux hommes, dès-lors quiconque vient en aide à cet art salutaire, à être utile à l'espèce humaine, par quelque découverte nouvelle pour hâter la guérison, mérite l'estime des gens de bien. Aussi, Plutarque regarde l'art de guérir comme le premier de tous les arts libéraux, parce qu'il a été cultivé à toutes les époques par des hommes dévoués, qui l'ont enrichi par leurs doctes découvertes. Mais comme tous les génies sont différents, ils n'ont pas tenu la même route; les uns ont écrit des instituts et des disputes de médecine, les autres se sont livrés à faire des commentaires, des notes ou des scholies pleine d'érudition sur Hippocrate et sur Galien, les deux chefs de l'ancienne médecine, et sur la manière d'enseigner la méthode de guérir les maladies: enfin un grand nombre d'observateurs ont cru mériter du public en faisant connaître leurs observations et les découvertes par eux faites. Ces derniers, au sentiment de tous les gens d'esprit, ont touché au but, qui est l'utilité du genre humain: ils ont souvent remporté le prix sur les autres, et trouvé le secret de rendre facile ce qui a toujours paru le plus difficile dans l'art de guérir la Goutte et les douleurs Rhumatismales les plus anciennes, comme le fait aujourd'hui M. Folco, par suite de son importante découverte.

Senèque, ce grand maître des mœurs, dit, que le chemin des sciences et des arts est long par les précèptes, et court par les exemples: et Craton, qui a été médécin de trois empereurs, assure qu'on s'instruit bien mieux par les yeux que par les oreilles, c'est par cette raison que j'ai fait toute ma vie des observations sur les maladies dont j'ai découvert la guérison, par la propriété des plantes, et que je me suis livré à me servir des procédés que j'ai découverts, que je me plais à rendre publics, afin que chacun puisse y prendre le moyen de soulager les souffrants, et j'ose affirmer que c'est rendre un service important aux hommes spéciaux d'aujourd'hui, ainsi qu'à ceux à venir qui pourront, par suite de mon expérience, encore enrichir leur époque, en perfectionnant toujours plus ma découverte, et en augmentant les préparations dont je me suis servi pour guérir les maladies énoncées.

Mes lecteurs devront considérer que si la *méthode* que j'ai suivie est bonne, ce n'est pas pour passer pour un savant médécin que je la publie aujourd'hui, mais bien dans le dessein généreux de rendre service à mon prochain et de faire connaître ma bonne volonté d'être utile à l'humanité. Enfin d'exciter par cette relation les docteurs en médécine à perfectionner plus scientifiquement ma découverte ; voilà toute mon ambition. Que mes lecteurs ne cherchent donc point dans ce que je vais publier un ouvrage bien écrit et méthodique, mais seulement comme un écrit renfermant le fruit de mes observations et de mes recherches pour guérir les douleurs goutteuses et rhumatismales. Je vous conjure donc, chers lecteurs, de le recevoir avec intérêt et de me lire sans prévention, pour l'utilité générale, qui est l'esprit dans lequel il a été composé.

En simplifiant ma méthode pour guérir la Goutte et les Rhumatismes, je me suis pénétré de ce que *Stahl* disait : que de l'échafaudage de notions futiles dont on surchargait l'art de guérir, on ne faisait souvent qu'entraver la marche de la maladie, aussi Sénèque faisait aux sophistes le reproche: *que tout leur savoir se reduisait à de vaines substilités, et ne faisait que donner carrière aux passions quils auraient dû s'attacher à modérer.*

Ce qui a fait dire au savant docteur Alibert, que l'esprit humain se dégrade, lorsqu'il veut substituer les informes résultats de ses petites combinaisons à l'ordre réel des choses, il s'avilit par ces vaines hypothèses, dont tout l'effet est de se familiariser avec l'erreur, et qui s'évanouissent tôt ou tard comme des ombres devant une raison froide et lumineuse et une salutaire découverte.

Ainsi, si la méthode que j'indique, par suite d'une expérience de plus de vingt-deux années, est fondée par la réussite de nombreuses guérisons, obtenues par des médécins à l'aide de mes remèdes, sans avoir eu recours à des formes oratoires ou à un langage ambitieux qui en impose quelquefois à la multitude; on sera contraint de reconnaître, que je ne cherche ici à persuader l'efficacité de mes procédés que pour rendre service à l'humanité, puisque je la rends publique sans réclamer des cliens, ni le prix de mes services, ni ceux de mes veilles, et je m'estimérai heureux si les facultés et les commissions de médécine du royaume, par de sages épreuves, peuvent me rendre la justice que j'ose attendre d'elles. Ce sera une satisfaction bien grande pour moi de recevoir de leur part un témoignage honorable, qui deviendra l'une de mes plus agréables récompenses.

Ainsi, si par mes veilles et mes expériences nombreuses, j'ai eu le précieux avantage d'obtenir un bon résultat, je le confie à la publicité et à la médécine, qui, par son aptitude, doit encore mieux raisonner la matière. Elle daignera étudier mes remèdes et l'expérience lui fera juger de leur efficacité et de leur bonté.

Je publie mes remèdes, pour que les gens de la campagne puissent aussi en profiter, je destine cet ouvrage aux personnes intelligentes et charitables qui habitent les hameaux et les champs, qui par intérêt pour l'humanité s'occupent de soulager les malheureux et qui sont appelés par la Providence à aider de leurs conseils les habitants sans ressource pécuniaire qui les environnent et dont ils doivent être le père, car l'homme riche doit l'être du pauvre.

Je m'adresse, à défaut de médécins dans les localités, à MM. les Eclésiastiques qui, touchés du malheureux sort de leurs paroissiens malades et effrayés des cruelles douleurs qu'ils éprouvent, désirent toujours de pouvoir être assez heureux de leur donner des soins pour le corps, tout en les préparant à supporter avec patience et résignation les maux dont ils sont accablés.

Je me féliciterai si ces respectables organes de la parole divine, trouvent dans mes remèdes peu dispendieux des ressources nécessaires qui soient dans les cas de satisfaire leurs intentions bienfaisantes en venant au secours des pauvres souffrants; surtout si je suis parvenu à contribuer à ajouter à leur belle et sainte profession le respect et l'amour de leur troupeau souvent égaré par de perfides conseils, et d'attirer sur eux la bénédiction du Ciel.

Cet ouvrage est encore fait en vue de servir de guide aux dames charitables, sur lesquelles je fonde

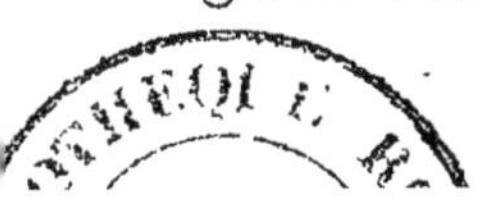

aussi mes espérances, parce qu'elles possèdent une patience plus active, que celle des hommes; qu'elles ont une plus grande bienfaisance, une vie moins dissipée, et surtout une plus grande sagacité, que l'on admire toujours davantage chez plusieurs d'elles, soit à la campagne, soit à la ville ou soit aux hôpitaux. Ce qui fait qu'elles observent avec exactitude et discernement ce qu'elles croient nécessaire aux malades, et par leurs soins vigilants, par les pansements assidus et réguliers, elles se rendent encore digne des plus grands éloges et sont citées comme des anges de bonté.

Actuellement que le public connaît ce que je me propose de publier dans l'intérêt de l'humanité, je dois lui faire connaître qui je suis et comment j'ai acquis les connaissances que je possède sur l'art de guérir les douleurs goutteuses et rhumatismales.

Natif d'une bonne famille de Piémont, j'eus, dès ma plus tendre enfance, un penchant particulier pour les chevaux; j'en eus plusieurs attachés à mon service personnel, pouvant à cette époque satisfaire mes goûts à cet égard.

J'appris l'équitation d'hommes spéciaux, la bonne volonté et l'activité que j'apportais dans cet art, me permirent de bien connaître le maniement des chevaux et surtout leurs maladies.

Plus tard, des malheurs survenus à ma famille me nécessitèrent d'entrer au service de sa Majesté Marie-Thérèse, reine de Piémont et de Sardaigne, en qualité d'écuyer des écuries de sa maison, ce qui me fournit l'occasion de perfectionner mes connaissances dans l'art de connaître la maladie des chevaux, en ayant une grande quantité à faire soigner et à surveiller.

J'étudiais à cette époque la science vétérinaire, afin de pouvoir guérir les chevaux confiés à ma surveillance, lorsqu'ils étaient atteints de quelques maladies douloureuses.

J'obtins d'heureux résultats à leur rétablissement, par l'emploi de diverses plantes, desquelles j'avais appris à connaître les propriétés. Je parvins à l'aide de ces simples, à guérir promptement diverses maladies douloureuses.

Encouragé par ce succès, j'entrepris d'en traiter de plus compliquées en me servant des sucs de ces plantes salutaires, que j'administrai selon les connaissances que j'avais acquises de leurs vertus particulières.

Je parvins au but que je m'étais proposé, à calmer les douleurs dont ces animaux étaient atteints.

Je voyageai, toujours en Italie, dans divers pays pour herboriser, et je m'appliquai à connaître plus particulièrement la vertu des plantes et de leurs semences, afin de pouvoir guérir sûrement certaines maladies, suivant la différence de climat; j'éprouvai la douce satisfaction que, par suite de mes études et de mes expériences, mes remèdes agissaient partout avec le même succès et avec la plus grande sûreté.

Entré en France en 1823, je fus placé au service

du roi de France, dans ma qualité d'écuyer, attaché aux écuries de sa maison. Mes occupations journalières étaient la surveillance des chevaux confiés à mes soins.

A cette époque les vétérinaires, par suite de leur sciences, furent reconnus par l'établissement d'Altfort, docteurs vétérinaires, ce qui me donna l'heureuse idée de rechercher si les remèdes qui étaient salutaires aux chevaux ne pouvaient devenir utiles à l'espèce humaine, en employant pour obtenir cette réussite quelque changement utile.

Pour arriver à ce résultat, je méditai sans cesse ce qui occasionnait la douleur que ressentaient les chevaux. J'étudiai toujours de plus en plus la vertu médicale des plantes qui m'avaient servi à rendre la santé aux chevaux que je traitai ou faisais traiter selon mes prescriptions, et lorsque j'avais obtenu un résultat favorable sur ces animaux, j'en fis mes essais sur les hommes.

Ce fut à cette époque que je parvins à soulager beaucoup de malades atteints de douleurs goutteuses et rhumatismales, et que je songeai à perfectionner mes diverses recettes pour les appliquer suivant l'utilité que comportait la maladie.

J'avais toujours entendu dire que la graisse de bœuf sauvage, avait la propriété de calmer les douleurs les plus aiguës; que le VER DE TERRE (appelé en Italien *lombrico*), avait aussi cette vertu, de même que des chiens nouvellement nés. Ce qui me donna l'idée de réunir ces corps à d'autres et d'en faire une composition que l'on trouvera dans ce petit traité.

Je réunis encore à ces corps graisseux, des sucs de diverses plantes qui, mêlées ensemble avec différentes huiles, me donnèrent une excellente pommade pour frictionner et raffermir les articulations des malades atteints de la goutte ou bien de douleurs rhumatismales.

Les plus violentes douleurs, par les applications que je fis de mes cataplasmes suivies de frictions d'une pommade de ma composition sur les parties souffrantes, furent calmées dans moins de 4 jours.

Mes amis, reconnaissant mon aptitude pour guérir diverses maladies douloureuses, m'engagèrent à ne pas abandonner le fruit de mes découvertes et d'entreprendre de guérir radicalement des douleurs goutteuses et rhumatismales. Je cédai à leurs sollicitations et j'apportai toute mon attention sur ces deux genres de maladies que, par les souffrances qu'elles font éprouver, on peut bien regarder comme deux sœurs malfaisantes.

Par suite de mes observations, je parvins, à l'aide d'une nouvelle composition de cataplasme, qui d'abord attire l'humeur séreuse et âcre de la partie, à calmer les douleurs les plus fortes qu'occasionnent les deux maladies la goutte et le rhumatisme.

Cette première réussite, m'engagea à porter mon investigation jusqu'à guérir la goutte radicalement et d'éviter qu'elle se déplace, pour se porter d'un articulation sur l'autre.

Je m'occupai, aussi, sans relâche de rechercher la cause de cette funeste maladie; une fois trouvée, j'appliquai les moyens curatifs avec le plus grand succès.

En 1825, le désir de revoir ma patrie et mes parents me firent abandonner le service d'écuyer attaché aux écuries de la maison du roi de France.

Je quittai donc Paris pour me rendre dans mon pays natal.

Arrivé à Turin, capitale du royaume de Piémont, je continuai à donner mes conseils à des malades atteints d'affreuses douleurs goutteuses et rhumatismales, je parvins à leur procurer la santé.

Assuré par mes nombreuses expériences de réussir à guérir la goutte et le rhumatisme, je me rendis à Gênes en 1834, où je fus employé de bonne volonté dans les hôpitaux pour y soigner les cholériques ; aussi je profitai de cette occasion pour renouveler mes expériences. Je fus très heureux dans les soins que je donnai à plusieurs malades atteints de douleurs rhumatismales et goutteuses, attendu que, comme précédemment je parvins à calmer leur souffrances.

Encouragé de plus en plus par ces nouveaux succès, j'a cru devoir essayer d'activer la guérison dans moins de temps et de perfectionner mes recettes à l'aide de sucs des semences des plantes, desquelles j'avais apprécié les vertus bienfaisantes qu'elles renfermaient.

J'en fis une composition de douze qualités différentes que je broyais ensemble, et de leurs résidus cuits, j'en formai un cataplasme émollient, pour obtenir d'attirer par l'épiderme de la peau les humeurs séreuses et âcres, qui ordinairement occasionnent les douleurs goutteuses ou rhumatismales, ainsi que les grands picotements que le malade ressent.

Comme ce cataplasme est un émollient qui relâche beaucoup les tendons et les membranes, je crus utile de rechercher des fortifiants, afin de raffermir les articulations.

Après de nombruses expériences, je suis parvenu à obtenir ce résultat en composant des onguents ou pommades qui servent à frictionner les parties relâchées et les fortifient en raffermissant les articulations atteintes de la maladie.

Il me restait encore à trouver le moyen de chasser du corps, par un purgatif léger et confortatif, le germe de cette cruelle maladie. C'est alors que j'imaginai un élixir susceptible de réaliser mon projet, et de nettoyer l'intérieur du corps par les évacuations et les urines ; afin de faire circuler le sang librement, qui dans cette maladie s'épaissit et rend les membres engourdis. Ce que j'obtins par mes labeurs et mes longs essais.

Une fois parvenu à réunir tous mes procédés pour la guérison sans retour des douleurs goutteuses et rhumatismales, je m'adressai au ministère du commerce et de l'agriculture pour lui demande un brevet d'invention.

Son Excellence eut l'extrême bienveillance de me répondre la lettre suivante :

Paris, le 7 Avril 1842.

« Monsieur, par votre lettre du 26 janvier dernier « que vous me rappelez par celle du 19 mars, vous « m'avez adressé la demande d'un brevet d'invention « de dix ans, pour un remède propre à guérir la « goutte, et vous y avez joint le mémoire descriptif « des matières et substances que vous faites entrer « dans la confection de ce remède.

« Cette demande ne m'étant pas parvenue d'une « manière régulière, il ne m'est pas possible de l'ac- « cueillir. Je vous renvoie en conséquence, en un « paquet cacheté et ci-joint, les pièces qui l'accom- « pagnent, je vous engage, si vous persistez d'obtenir « un brevet d'invention, à prendre connaissance des « lois sur la matière, du 25 mai et 7 janvier 1791, « et de vous adresser pour amples renseignements « au secrétariat de la préfecture des Bouches-du- « Rhône.

« Toutefois je ne dois pas vous laisser ignorer que « la loi du 17 août 1810 interdit la vente des re- « mèdes secrets, et que, si nonobstant cet avis vous « persistez dans cette demande, le brevet vous serait « délivré à vos risques et périls; les lois des 7 janvier « et 25 mai 1791 ne me permettent pas de vous le « refuser.

« *Je vous ferai même remarquer que la délivrance « de ce titre ne vous conférera aucun droit de vendre « votre remède et que je serai obligé à en faire donner « avis à M. le Préfet de votre département, pour-qu'il « tienne la main à l'exécution de cette loi, etc.* »

Signé : CUNIN-GRIDAINE.

C'est à la suite de cette lettre, que j'ai abandonné mon projet d'obtenir le brevet d'invention réclamé et d'user de la faculté que me donne la loi de 1810, citée par S. E. le ministre du commerce et de l'agriculture, et de réclamer du gouvernement du roi l'indemnité promise par cette loi, dans la persuasion où je suis d'avoir rendu un service important à l'humanité par la découverte que j'ai faite de la guérison de la goutte et des douleurs rhumatismales.

Dès-lors bien aise de publier mes remèdes, afin que chacun puisse s'en servir et se soulager des souffrances qu'occasionnent les maladies précitées; j'ai rédigé ce petit écrit pour que chaque personne souffrante puisse trouver un prompt soulagement à ses maux. Je suis persuadé que le gouvernement de S. M. le Roi des Français, daignera prendre en considération mes veilles et mes services comme inventeur et qu'il sera ordonné qu'on m'accorde une récompense digne de l'importance des remèdes dont je donne l'entière connaissance dans les chapitres suivants.

Le prémier chapitre contiendra ce que c'est que la maladie de la goutte.

La section première, les divers remèdes pour guérir la goutte.

Le § I. La manière de composer le cataplasme des douze graines ;

Le § II. La manière de faire cuire le cataplasme ;

Le § III. De la composition de l'onguent de palme ;

Le § IV. De la composition de l'huile de vers de terre, appelés *lombrico* en italien ;

Le § V. De la composition de l'huile de suc de persil et d'orties;

Le § VI. De la composition de l'onguent, dit de la moëlle de bœuf;

Le § VII. De la composition de l'onguent ammoniac;

Le § VIII. De la composition de l'onguent des deux graisses;

Le § IX. De la composition de l'élixir du baume précieux;

Le § X. De la composition de l'élixir zédoaire;

Le chapitre deuxième traitera du rhumatisme et des remèdes à faire pour en obtenir la guérison.

CHAPITRE PREMIER.

De la Goutte.

La goutte, que les auteurs nomment vulgairement la maladie des articles, est une douleur qui vient par intervalle et à des époques plus ou moins éloignées, selon la température ou selon les excès auxquels on se livre.

C'est le dépôt, dans l'intérieur du corps, d'une humeur séreuse et âcre sur les articles. Les parties qui en sont ordinairement atteintes sont les ligaments, les membranes et les tendons, qui prennent leur naissance du périoste, et qui sont dès-lors extrêmement sensibles, car la maladie est soutenue par toutes ces parties. La véritable cause de la goutte, c'est la solution de continuité; l'antécédent, c'est l'humeur séreuse, saline et tartareuse, qui prend sa source dans les aliments empreints de tartre et mal digérés, à cause de la faiblesse des parties qui servent à la coction.

Lorsque cette humeur subtile et saline est parvenue aux parties, elle se distend à cause de la contrainte des lieux, les picote, et corrodore vivement par son acrimonie, ce qui occasionne les sensibles douleurs dont Apollon lui-même, selon les historiens, ne pouvait adoucir les souffrances; souffrances qui souvent résistent à la science incontestable de la faculté, et qui sont vulgairement regardées comme presque incurables, et comme un véritable fléau de la médecine et de l'humanité.

SECTION PREMIÈRE.

Des divers remèdes pour guérir de la goutte, divisés en paragraphes.

Quand un malade, atteint de la goutte, ressent de vives douleurs, pour les calmer tout de suite, on prend une poule noire vivante, et après lui avoir coupé la tête et les pattes, on l'ouvre en deux parties égales, sans rien ôter des intestins et sans la plumer; on l'applique toute chaude sur la partie malade.

Il est essentiel de faire observer qu'on ne doit laisser cette application sur la partie souffrante tout au plus vingt-quatre heures; un plus long délai serait nuisible. Ainsi, on doit lever de dessus l'article douloureux la poule, pour éviter une plus grande douleur; attendu que la grande chaleur que procure à la partie atteinte cette application, a produit dans ce court délai son effet.

S'il existe une ou plusieurs douleurs, sur diverses parties du corps, on divise alors la poule ou les poules en deux parties égales, et on fait de ces diverses moitiés la même opération sur chaque article souffrant.

Après avoir enlevé la poule noire, on doit appliquer un cataplasme sur la partie ou les parties affectées; ce cataplasme doit être préparé d'avance.

On laisse, sur la partie ou les parties affectées de douleurs, cette application pendant six heures consécutives. Ce cataplasme sera mis le matin, avant le lever du soleil, et le soir, lorsqu'il sera couché.

§ Ier. — *Manière de composer le cataplasme des douze graines.*

On prendra :

1°	Trois kilogrammes de grosses fèves sèches ;		
2°	Id.	id.	de pois-chiches ;
3°	Id.	id.	de noix avec leurs coques ;
4°	Id.	id.	de noisettes avec leurs coques ;
5°	Cinq	id.	de seigle ;
6°	Id.	id.	de blé de Turquie ;
7°	Trois	id.	de lentilles ;
8°	Id.	id.	de graines de lin ;
9°	Id.	id.	d'avoine ;
10°	Id.	id.	de blé froment ;
11°	Id.	id.	d'orge ;
12°	Id.	id.	de haricots blancs (dits de Soissons).

Lorsqu'on aura réuni ensemble toutes ces semences, on les fera moudre à deux reprises différentes, pour qu'elles soient entièrement pulvérisées.

On passera cette farine à un tamis de soie mi-fin, et on s'en servira pour faire le cataplasme.

§ II. — *Manière de faire cuire le cataplasme.*

On prendra une marmite neuve, en terre cuite et bien vernissée, dans laquelle on fait bouillir une bouteille d'eau de fontaine ou courante, pour chaque partie affectée de douleurs goutteuses.

On fait bouillir cet eau, dès qu'elle bout, il faut la retirer du feu et y introduire peu à peu la quantité de farine nécessaire, pour qu'elle ne soit pas trop épaisse, en ayant le soin de la remuer avec une spatule en bois, afin de bien amalgamer l'eau avec la farine, et qu'elle ait une consistance d'empois fort.

On devra, pour bien opérer, mettre dans un plat la quantité présumée nécessaire ; on délayera la farine dedans cette eau, et peu à peu on la mêlera comme nous venons de l'indiquer, pour qu'elle ne fasse pas de grumeaux et qu'elle soit bien unie.

Cette première opération faite, on remettra la marmite sur le feu, et du moment qu'on s'aperçoit que cette pâte bouillonne et s'élève, on ôtera la marmite de dessus le feu, pour s'en servir à faire le cataplasme ci-dessus, qui doit avoir la consistance du pain-riz.

Ce cataplasme devra rester appliqué sur la partie malade pendant six heures, après que ces heures seront écoulées, on l'enlèvera de dessus les articles souffrants, et on essuiera avec un linge fin l'eau qui sera sortie de la partie souffrante. Dans le cas où la partie souffrante rendrait une quantité d'eau âcre avant les six heures expirées, et que par ce fait le cataplasme se serait refroidi, on doit le lever et le remplacer par un autre, comme il a été dit.

Ce cataplasme fait sortir quelquefois des petits boutons, qui ont la forme de ceux de la galle, sur lesquels on applique de suite l'onguent dit de palme, de la manière que nous allons indiquer.

Lorsque la partie douloureuse sera bien essuyée, on mettra dessus du papier brouillard de l'onguent de palme, et on appliquera cette préparation tout autour de la partie souffrante; on y mettra par-dessus des feuilles de papier gris, et l'on contiendra le tout à l'aide d'une bande de toile, afin que la partie affectée soit tenue toujours chaudement.

§ III. — *Composition de l'onguent de Palme.*

Prenez :

Deux grammes de savon blanc de Marseille, qu'on raclera dans ses quatre superficies, pour ne prendre que le milieu.

Deux grammes d'huile d'olive fine.
Une chandelle de suif, fraîche autant que possible.
Deux grammes de cire blanche vierge.

On mettra cette préparation ensemble dans un pot de terre neuf, vernissé; on fera cuire le tout à petit feu ou sur la cendrée de charbon, ayant une ardeur modérée, pendant trois heures consécutives, ayant la précaution de le tourner avec une spatule de bois, et on ne quittera pas la préparation jusqu'à parfaite cuisson. C'est avec une partie de cet onguent qu'on fera le pansement indiqué ci-dessus.

Lorsqu'on mettra un second cataplasme, toujours le matin, avant le lever du soleil, et le soir après son coucher, on doit bien faire attention de le placer à l'endroit où se trouvent les boutons.

Ordinairement, ces sortes de boutons se guérissent dans les vingt-quatre heures, et au plus tard dans deux jours; enfin, on continue d'appliquer ce cataplasme jusqu'à ce qu'il ne fasse plus sortir l'humeur âcre qui occasionne les souffrances qu'on éprouve. On distingue quand elle est sortie de la partie atteinte des douleurs, lorsque le cataplasme n'est plus humide, qu'il est sec, et lorsque la peau a pris la couleur rouge.

Après avoir levé l'appareil, on prendra de l'huile de vers de terre (dit *lombrico*), avec lequel on frottera la partie ou les parties affectées de la douleur.

§ IV. — *Composition de l'huile de vers de terre, appelée en italien* lombrico.

On prend une livre de vers de terre, qu'on place dans un petit sac, qu'on dépose dans de la litière de cheval, afin de faire fermenter le contenu, pendant vingt-quatre heures; après ce délai expiré, on les place dans un pot de terre vernissé, avec quatre grammes d'huile d'olive fine, et on met le tout à macérer ensemble pendant quatre heures; après cet intervalle, on place le pot sur un petit feu de charbon, on fait bouillir le tout pendant deux heures. Lorsque les vers de terre sont bien fondus et amalgamés avec l'huile, on retire ce pot du feu et on passe la matière à travers un linge. Le résidu est ce qui compose l'huile de vers de terre, appelée *lombrico*.

Quand cette préparation est faite et qu'elle est froide, on y ajoute une once d'esprit ammoniac, qu'on incorpore bien ensemble à l'aide d'une spatule, et on met cette huile en bouteille pour s'en servir comme il a été indiqué.

Après s'être frictionné de cette huile, on se frottera avec le produit de la recette suivante d'huile de suc de persil et d'orties.

§ V. — *Composition de l'huile de suc de persil et d'orties.*

Prenez :

Quatre grammes de suc de persil.
Id. id. de suc d'orties.
Un gramme et demi d'esprit ammoniac.
Deux grammes de lard bien pillé.
Id. id. de graisse blanche.

Pour faire cette huile de suc, on prend un pot de terre neuf et vernissé, dans lequel on place le lard et la graisse qu'on fait fondre sur un petit feu. Lorsque ces graisses sont fondues, on retire le pot du feu et y verse dedans les sucs de persil et d'orties; on y verse ensuite l'esprit d'ammoniac. Cette opération faite, et quand le tout est bien incorporé, on passe ces produits à travers un linge fin, et c'est ce qui donne l'huile de persil et d'orties qui sert à opérer les frictions que l'on vient d'indiquer sur la partie malade.

A la suite de ce frottement sur la partie affligée, on fait encore une onction avec l'onguent suivant, appelé onguent de moëlle de bœuf.

§ VI. — *Composition de l'onguent dit de moëlle de bœuf.*

Prenez :

Un gramme et demi d'esprit de vin.
Quatre grammes de moelle de bœuf (des os).
Deux grammes et demi de cire jaune.
Une moitié de fiel de bœuf.

Préparation de cet onguent.

On met dans un pot de terre neuf vernissé, la cire à fondre, dès qu'elle est fondue, on y introduit la moëlle des os de bœuf; quant cette préparation est liquide, on la retire du feu, afin de la laisser refroidir; dès qu'on s'aperçoit qu'elle se liquifie, on verse dans le pot l'esprit de vin peu à peu, et avec une grande précaution, pour qu'il ne prenne pas feu; on remue cet onguent avec une spatule en fer, afin de bien lier le tout ensemble; cette opération finie, on coulera cet onguent, mi-chaud, à travers un linge.

On peut suppléer cet onguent par le suivant, appelé onguent *ammoniac*.

§ VII. — *Composition de l'onguent ammoniac.*

Prenez :

Deux grammes de suc de persil,
Deux grammes d'esprit ammoniac,
Un gramme d'huile d'olive fine.

Préparation de cette composition.

Mêlez d'abord le tout ensemble, à froid, dans une

bouteille, agitez-la pour lier les matières après qu'elles sont bien amalgamées, on peut s'en servir pour frictionner les articles atteints de la maladie et chaque fois qu'on renouvellera les frictions, on aura l'attention d'agiter de nouveau le contenu renfermé dans la bouteille, pour que l'huile s'incorpore bien avec l'esprit ammoniac et le suc de persil.

Si le malade ressentait encore quelque légère douleur, dans ce cas, on devra renouveler les frictions avec l'onguent des deux graisses.

§ VIII. — *Composition de l'onguent des deux graisses.*

Prenez :

Trois petits chiens nouvellement nés, ayant au plus vingt-quatre heures,

12 Grammes d'huile d'olive première qualité,

4 Grammes de graisse de taureau dans laquelle les rognons sont renfermés,

8 Grammes de vers-de-terre (*dits* LOMBRICO.)

1 Gramme de cire vierge.

Manière de préparer cet onguent.

On met dans un petit sac de toile écrue la quantité de vers de terre désignée ci-dessus, que l'on place dans un tas de litière de cheval, à l'effet de les faire fermenpendant vingt-quatre-heures. Après de les avoir ôtés de la fermentation on les met dans un pot de terre neuf, vernissé, qu'on place sur un feu léger de charbon. On verse sur les vers de terre, d'abord d'huile d'olive, lors qu'il bout, on y introduit la graisse de taureau, ensuite les trois petits chiens de naissance. On fait bouillir le tout ensemble, sur un feu modéré, pendant quatre heures. Ensuite, on coule le tout à travers d'un tamis de soie mi-fin. Il faut laisser figer cet onguent pour pouvoir s'en servir selon le besoin.

On frictionne le malade avec cet onguent à l'aide d'un morceau de flannelle, qu'il faut préalablement faire chauffer, et après six frictions sur la partie ou les parties souffrantes, les douleurs goutteuses ont passé et la goutte ne revient plus.

Cependant on doit faire observer ici, que pour hâter la guérison le malade atteint de la goutte doit prendre, pendant le traitement, tous les matins à jeun, une cueillerée à bouche de l'élixir du baume précieux, dans une tasse de thé avec du sucre, qu'on prend chaud, en ayant le soin de ne manger qu'un heure après l'avoir pris, parce que si l'on mangait, l'élixir ne produirait aucun effet.

§ IX. — *Composition de l'élixir du baume précieux.*

Prenez :

Cent soixante-huit grammes d'aloës scotin,
Dix-huit grammes gentiana,
Dix-huit grammes zédoaire,
Dix-huit grammes agaric,
Dix-huit grammes thériaque de Venise,
Dix-huit grammes de rhubarbe concassée,
Dix-huit grammes de safran pulvérisé.

Préparation de l'élixir du baume précieux.

On pile ensemble toutes les drogues ci-dessus décrites, lorsquelles sont réduites en poudre palpable, on met cette poudre dans une bouteille forte, qui doit déjà contenir six litres d'esprit-de-vin d'excellente qualité, et le tout doit fermenter pendant neuf jours.

On doit agiter, ou remuer la bouteille au moins une fois par jour; et le dixième jour on verse le tout, ainsi fermenté, dans une cucurbite bien bouchée pour laisser macérer les matières avec l'esprit-de-vin, afin que la substance repose, et qu'on puise la passer à travers un papier à filtrer, comme on fait pour la liqueur : quand cette substance est claire on s'en sert comme il a été prescrit. C'est le rendement des matières ainsi filtrées qui produit l'élixir du baume précieux.

Si l'on ne désire en faire qu'un litre, on aura le soin de diminuer les drogues à proportion, c'est-à-dire de cinq sixièmes.

Lorsque le malade aura commencé de prendre le matin, à jeun, l'élixir du baume précieux, il faudra qu'il prenne dans l'après-midi, vers les deux heures une cueillerée à bouche de l'élixir *zédoaire*.

§ X. — *Composition de l'élixir zédoaire.*

Prenez :

Un litre d'eau-de-vie de Languedoc 1re qualité,
Quatre grammes de safran d'Espagne pulverisé.
Quatre grammes de rhubarbe concassée,
Quatre grammes de thériaque de Venise,
Quatre grammes de zédoaire.

Après avoir pulvérisé le tout, comme on l'a fait pour l'élixir du baume précieux. On le laissera infuser pendant onze jours, ensuite on le filtrera comme nous l'avons fait observer précédemment.

Je dois dire à mes lecteurs que la guérison de la goutte est plus longue à guérir que le rhumatisme, surtout dans la saison froide : puisqu'il faut trois mois de traitement en hiver, tandis que dans l'été, il ne faut que quarante ou cinquante jours au plus.

Je dois faire connaître que les goutteux qui éprouvent des grandes souffrances, après qu'on leur a appliqué pendant trois ou quatre jours le cataplasme, et qu'on a fait les diverses frictions prescrites, n'éprouvent plus des vives douleurs, parce qu'elles seront calmées par ces remèdes, et le malade peut aller vaquer à ses affaires sans danger.

Il est essentiel de faire observer aux malades qu'il faut qu'il aient l'attention pendant le traitement de prendre ponctuellement, tous les jours, jusqu'à guérison entière les élixirs qu'on a déjà fait connaître.

CHAPITRE II

Du Rhumatisme et des remèdes à faire pour en obtenir la guérison.

Nous avons dit, que le Rhumatisme était la sœur cadete de la Goutte, parce que ces deux maladies ont des rapports ensemble et sont occasionnées souvent par le même principe; que le Rhumatisme n'afflige pas les articles seuls, mais bien tout le corps, c'est-à-dire les espaces entre les articles, les muscles, leur membranes et toute l'habitude du corps qui font éprouver une douleur aiguë. Sa cause est comme la Goutte une grande humeur séreuse d'une telle acrimonie, qui est souvent jointes avec des vents.

Les parties internes du corps, telles que les ventricules, les instestins, la matrice et les poumons, sont quelquefois atteints de cette affection.

Ordinairement les symptômes de cette cruelle et souffrante maladie se développent avec fièvre ou sans fièvre.

La première espèce s'annonce par une inflamation violente qui procure une grande fièvre accompagnée presque toujours de frissons: ensuite ces frissons se changent en chaleur. Le pouls est dur, et on éprouve un mal de tête insuportable, et souvent un froid violent et suivi d'un mal-aise dans toutes les parties du corps, quelques jours avant que la maladie se déclare.

Le second jour, quelquefois même le premier, le malade est saisi par une violente douleur dans quelques parties du corps.

Il est à remarquer que les douleurs se portent habituellement aux articulations qui empêchent absolument le mouvement, et cette douleur est de suite accompagnée de chaleurs et de gonflements dans la partie atteinte de la maladie.

Le genou est presque toujours la première partie ou la maladie se développe et très souvent les deux genoux sont frappés, en même temps, des mêmes douleurs.

Il arrive souvent que la fièvre cède quand les souffrances diminuent et se fixent; d'autrefois elles résistent plusieurs jours et redoublent tous les soirs. Il arrive par fois que l'affection diminue au bout de plusieurs jours dans une partie, mais elle ne la quitte que pour en attaquer une autre. Du genou la maladie passe à diverses parties du corps, elle va aux pieds, aux épaules, aux hanches, aux reins, aux coudes, aux poignets, à la nuque et parfois aussi dans les parties moyennes.

Quand la partie se dégage tout à fait, une autre en est aussitôt atteinte, quelquefois plusieurs en même temps et il arrive très souvent que toutes les articulations, sont attaquées ensemble. C'est alors que l'état du malade est affreux, attendu qu'il n'est capable de rien et d'aucun mouvement, jusqu'à craindre les secours des personnes qui ont l'extrême obligeance de lui venir en aide, puisqu'il ne peut supporter le toucher sans éprouver de très grandes souffrances.

J'ai vu plusieurs personnes ne pouvoir soutenir le poids des couvertures, qu'on est obligé de faire tenir en l'air, sur cerceaux, pour qu'elles ne touchent pas le malade, puisque le mouvement qu'on imprime au plancher en marchant, dans la chambre de malade, augmente ses douleurs.

Les endroits où elles font les plus souffrir le malade, et lui occasionnent les douleurs les plus opiniâtres, sont les reins, les hanches et la nuque, j'ai remarqué que le mal se porte quelquefois sur la peau de la tête, sur les paupières et sur les dents, alors les souffrances produites par les humeurs séreuses et âcres sont excessives.

J'ai vu aussi se fixer sur la figure une humeur séreuse dont l'acrimonie était telle, qu'elle formait une croûte semblable à la lèpre ou à la suite d'un érésipèle laquelle rendait une eau jaunâtre et très claire, ce qui cependant apportait un grand soulagement aux douleurs que ressentait le malade.

Mais si le mal rentrait, il serait extrêmement dangereux, surtout s'il attaquait le cerveau, puisqu'il occasionnerait un délire phrénétique; et s'il se jetait sur les poumons on éprouverait des souffrances inouies; s'il se portait sur les entrailles, ce symptôme produirait des grandes douleurs que l'inflamation de ces diverses parties occasionnerait.

La transpiration arrêtée est une des causes principales du Rhumatisme, attendu qu'elle est la suite d'un épaississement inflamatoire du sang, qu'on doit avant tout rémède combattre, parce que tant que l'inflamation subsiste, on chercherait vainement à rappeler la transpiration qui ne doit se rétablir que lorsqu'elle est guérie. Ainsi il faut traiter le Rhumatisme, comme j'ai indiqué que l'on soigne la Goutte, avec la différence que pour épargner des douleurs au malade, on doit dans cette maladie, tenir une serviete écrue sous son dos, et une autre sous les cuisses, pour pouvoir les changer de place: quand ils ont les mains libres on doit attacher une troisième serviete placée sur une corde à travers le lit enfin que le malade puisse s'aider lui-même à se soulever. Mais si le malade ne peut faire agir ses mains, alors on doit fixer un palan au plancher, avec lequel on puisse aider les personnes qui soulevent le malade. Il est essentiel d'éviter de donner des secousses au malade.

Ordinairement le Rhumatisme prend fin par les selles, ou par les urines troubles, épaisses et qui déposent avec abondance un sédiment jaunâtre, ou par des sueurs; il est infiniment rare que cette dernière évacuation n'arrive pas aux approches de la fin de la maladie.

Lorsque la maladie a fait son cours, le malade doit éviter, pendant la convalescence l'air froid et humide pour ne pas rechuter. Il doit aussi avoir le soin pendant l'hiver de couvrir son corps de flannelle de pure laine.

Pour guérir entièrement les douleurs Rhumatismales, on doit d'abord appliquer la poule noire sur la partie ou les articles souffrants, ensuite apposer le cataplasme et faire les frictions prescrites pour la GOUTE et prendre, surtout, les doses des divers élixirs ci dessus indiqués. Il est très rare que le malade ne soit pas guéri dans l'espace de neuf jours au plus.

Je dois faire observer ici, que les personnes atteintes, soit de la GOUTTE, soit du Rhumatisme, ne doivent point prendre des bains pendant le traitement, afin d'éviter que les remèdes ne fassent leurs effets et rentrer les humeurs que les cataplasmes auront attirées sur la peau et dont les diverses frictions entretenaient l'écoulement à travers les épidermes.

Les malades doivent encore se priver des oignons crus.

Quand au régime de vie à suivre, dès que l'on ne met plus les cataplasmes et que les douleurs ont permis aux personnes atteintes de marcher, elles peuvent manger de tout modérément et boire une petite quantité de vin à leurs repas.

Marseille. — Imprimerie de Marius OLIVE, rue Paradis, 47.

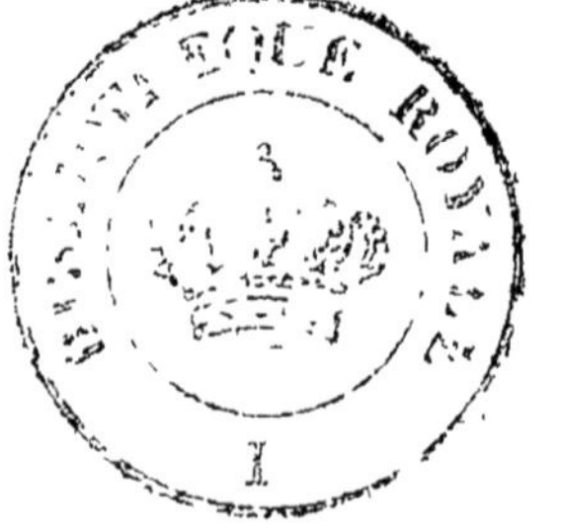

www.ingramcontent.com/pod-product-compliance
Ingram Content Group UK Ltd.
Pitfield, Milton Keynes, MK11 3LW, UK
UKHW021207230726
13926UKWH00001B/365

9 782013 461429